Ueber die

reflectorischen Beziehungen des nervus vagus

zu den

motorischen Nerven der Athemmuskeln.

Inauguraldissertation

der medicinischen Facultät zu Giefsen

zur

Erlangung der medicinischen Doctorwürde

vorgelegt von

August von Helmolt

aus Giefsen.

Präses : **Prof. Dr. Eckhard.**

Giefsen, 1856.

J. Ricker'sche Buchhandlung.

Von mehreren während dieses Wintersemesters im hiesigen physiologischen Institute unter Leitung des Herrn Professor Dr. Eckhard vorgenommenen Arbeiten übergebe ich die, welche zuerst zu einem gewissen Abschlusse gelangte, als Inauguraldissertation.

Die Veranlassung zu der Wahl des Thema's ergab sich aus den bestehenden Controversen über die vorliegende Frage und bitte ich die Nichtbearbeitung der am Schlusse der Abhandlung erwähnten Punkte, welche entfernter hier einschlagen, damit zu entschuldigen, dafs ich, um den academischen Anforderungen zu genügen, genöthigt bin, früher vor die Oeffentlichkeit zu treten, als es wohl sonst geschehen wäre.

Mit Vergnügen ergreife ich hierbei die Gelegenheit, Herrn Prof. Dr. Eckhard meine Hochachtung und meinen tiefgefühltesten Dank auszusprechen nicht allein für die gütige Unterstützung, welche er mir auch bei *dieser* Arbeit erzeigte, sondern vielmehr für den Unterricht in der Methode des Arbeitens, in welcher er unter fortwährender geistiger Anregung die wahre wissenschaftliche Selbständigkeit befördert.

Ferner fühle ich mich verpflichtet, Herrn stud. med. Adrian öffentlich zu danken für die freundliche Beihülfe, welche er mir bei meinen Untersuchungen zu Theil werden liefs.

A. v. Helmolt.

§. 1.

Geschichtliche Uebersicht des Gegenstandes.

Die Beziehungen des nervus vagus zu den einzelnen Vorgängen des thierischen Körpers sind so mannichfaltig, dafs mit ihm nur sehr wenige Hirnnerven in Parallele gestellt werden können. Sein Einflufs auf Herz- und Magenbewegung, sowie auf einige Muskeln der Schling- und Stimmorgane können durch die Untersuchungen von E. Weber und Bischoff als erledigt angesehen werden. Nicht so ist es rücksichtlich seiner Stellung zu den Vorgängen des Athmens. Nur zum Theil ist diese aufgeklärt, indem seine reflectorischen Beziehungen zu den motorischen Nerven der Athemmuskeln bisher nur wenig und mit ziemlich unvollkommenen Methoden untersucht wurden und daher zu theilweise widersprechenden Resultaten geführt haben.

Ehe ich die Mittheilung meiner eigenen Untersuchungen beginne, scheint mir eine geschichtliche Uebersicht der unsere Frage betreffenden Arbeiten am Orte zu sein.

Die erste speciell hier einschlagende Arbeit ist von Traube [1]. Derselbe machte die Entdeckung, dafs eine *schwache* Reizung des centralen Endes des durchschnittenen nervus vagus die Respirationsbewegungen *beschleunige*, eine *starke* dagegen dieselben zum *Stillstande* bringe.

Ueber die Form, in welcher der Stillstand erfolgt, hat Traube sich am angegebenen Orte nicht bestimmt ausgesprochen, indefs erlaubt seine Bemerkung, dafs während des Stillstandes sich die Bauchmuskeln nicht contrahirten und der Thorax sich nicht verengerte, die Voraussetzung, er finde während der Inspiration statt.

Der erste Theil dieser Angabe war, das läfst sich wohl bei den Kenntnissen Traube's in dieser Angelegenheit voraussetzen, wenngleich von ihm es nicht ausdrücklich erklärt worden ist, eine folgerechte Ableitung aus der Thatsache, dafs nach durchschnittenen vagis die Athembewegungen verlangsamt werden, indem die Annahme nahe liegt, dafs in der nicht unterbrochenen Vagusbahn Nervenerregungen sich zum Gehirne aufwärts bewegen und dort diejenige zeitliche Aufeinanderfolge der Athembewegungen bewirken, wie sie eben im gesunden Leben vorkommt,

---

[1]) Medic. Zeitung von dem Verein für Heilkunde in Preufsen, Berlin 1847, Nr. 5.

und dafs mit dem Wegfall jener Erregungen des Gehirns durch die Vagusdurchschneidung sich natürlichermafsen auch die Athembewegung verlangsame.

Ohne die Erfahrungen Traube's zu kennen, fand Eckhard, indem er die bei der Anführung der Versuche von Traube erwähnten Ueberlegungen anstellte, gleichfalls den Stillstand der Respirationsbewegungen bei Reizung des centralen Vagusendes. Er fafst seine damaligen Erfahrungen in dieser Beziehung in folgender Mittheilung zusammen [2]): „Aus dieser Vorstellung (nämlich der bei der Betrachtung der Arbeit von Traube erwähnten) folgt, dafs wenn die Enden der durchschnittenen nervi vagi gereizt werden, die Athembewegungen sich wieder beschleunigen müssen. Das Experiment bestätigt diefs, wenigstens so lange, als die Reizung eine gewisse, numerisch nicht näher anzugebende Intensität übersteigt. Wird diese Bedingung nicht inne gehalten, werden beide nn. vagi gleichzeitig intensiveren, electrischen Reizen ausgesetzt, so stellt das Centralorgan seine Thätigkeit ein, jene sistiren und zwar, wie es scheint, in der Form der Exspiration oder wenigstens in einer derselben nahen."

²) Eckhard, Grundzüge der Physiologie des Nervensysems, Giefsen 1854, S. 136.

Um die Form, in welcher der Stillstand erfolgt, zu bestimmen, benutzte er die Beobachtung der Stellung des acuten Leberrandes, welcher bei Kaninchen nach Entfernung der Hautbedeckung des Bauches durch die dünnen Muskeln desselben hindurchschimmert. — Doch hat ihn offenbar diese Methode nicht befriedigt, indem er sich in Betreff des angeregten Punktes nicht der ihm sonst eigenthümlichen scharfen Ausdrucksweise bedient.

Hieran reihen sich die Angaben von Budge, welcher sagt [3]) : „Sind beide Nerven durchschnitten und hat in Folge dieser Operation die Zahl der Athemzüge abgenommen, so wird durch die Reizung die Respiration zuerst beträchtlich vermehrt, dann tritt Stillstand ein. — Während der Unterbrechung des Athmens bemerkt man in manchen Fällen, besonders wenn das Thier noch hinlänglich stark ist, ein Herabsteigen des Zwerchfells wie beim Einathmen, in anderen hingegen, besonders wenn die Bauchhöhle geöffnet, oder wenn ein nervus phrenicus durchschnitten ist, vermehrte Exspirationsbewegungen. Bei genauerer Beobachtung wird man indefs finden, dafs selbst dann, wenn das Zwerchfell sich contrahirt, doch gleichzeitig auch Contractionen in den Bauchmuskeln vorhanden sind, welche um so stärker her-

---

[3]) S. spec. Physiol. d. Menschen, 6. Aufl. 1856, S. 303 und 304.

vortreten, je unthätiger das Zwerchfell wird. — Immer aber hat die Reizung des centralen Endes vom durchschnittenen nervus vagus Verengerung der Nasenlöcher und des Stimmritzenbandes auf der anderen Seite zur Folge. Nach Reizung des oberen Endes des durchschnittenen nervus vagus entsteht bei Hunden häufig Erbrechen, was sich leicht erklärt, da gerade das tiefe Einathmen und der dadurch bewirkte Druck des Zwerchfells einestheils und die Zusammenziehung der Bauchmuskeln anderntheils die zwei wesentlichsten Bewegungen sind, um Erbrechen hervorzubringen."

Mit letztgenannten Autoren befinden sich Kölliker und Müller zum Theil in Widerspruch [4]). Diese wurden, mit den früheren Angaben unbekannt, *zufällig*, als sie gerade über die Einwirkung des nervus vagus auf die Gallensecretion experimentirten, zu Beobachtungen an diesem Nerven bezüglich der Athemfunctionen aufgefordert, indem das jedesmalige Herabsteigen und Stillestehen einer in die Gallenblase gesteckten Kanüle, so oft der vagus gereizt wurde, ihre Aufmerksamkeit in Anspruch nahm. Sie suchten die Ursache dieses Phänomens zuerst in einer man-

[4]) S. Bericht über die während der Sommersemester 1853 u. 1854 in der physiol. Anstalt d. Univ. Würzburg angestellten Versuche.

gelhaften Isolirung und Fortleitung des electrischen Reizes auf den nervus phrenicus. Als sie jedoch um dieses zu untersuchen nach Durchschneidung des nervus vagus das peripherische Ende desselben reizten, blieb jede Bewegung des Zwerchfells aus, während bei Reizung des centralen Stumpfes des Nerven constant noch eine kräftige Inspiration durch das Zwerchfell erfolgte und *dann* die Respiration *stille* stand. Wiederholte Versuche lieferten dasselbe Resultat.

In Uebereinstimmung mit Eckhard ist die Bemerkung, dafs die Stärke des angewendeten electrischen Reizes ein bedeutendes Gewicht in die Waagschale werfe, in Widerspruch mit ihm jedoch die Angabe, dafs sie nur eine Verlangsamung und bei stärkeren Reizen ein Stillestehen der Respiration im Zustande der Inspiration beobachtet haben.

Wir kommen nun zu der neuesten und letzten Arbeit über unsern Gegenstand; es ist die von H. Snellen im physiol. Laboratorium von Donders ausgeführte. Die Resultate dieser Versuche gebe ich, da ich mich nicht in Besitz des Originals setzen konnte, nach einem in „Schmidt's Jahrbüchern, Jahrgang 1855, Nr. 8 von Theile gegebenen Auszuge:

1) „Reizung eines vagus oder seines centralen Endes, selbst wenn auch der andere durchschnitten ist, sistirt die Athembewegungen."

2) „Diese Sistirung erfolgt durch Einathmung, also durch active Muskelwirkung, die Nasenflügel

sind dabei herabgezogen. Zur Erkennung der Form, in welcher die Respiration *stille* steht, diente die bekannte Wagner'sche Nadel."

3) „Die Dauer des Stillstandes hängt von der Stärke der Reizung ab."

4) „Wenn ein schwächerer Strom einwirkt, dann wechselt die Sistirung des Athmens mit kurzen, schnellen Bewegungen ab. Andauernde Reizung durch einen stärkeren Strom wirkt ebenso."

5) „Nach dem Aufhören der Reizung werden die Athemzüge häufiger."

Die übrigen Angaben enthalten keine mit unserer Frage im Zusammenhange stehenden Behauptungen, wefshalb ich dieselben hier übergehe.

§. 2.

Aufgabe und Versuche.

Aus den im vorigen Paragraphen mitgetheilten Angaben ergeben sich nun behufs einer einigermafsen erschöpfenden Behandlung unseres Thema's jetzt folgende unaufgeklärten Punkte:

1) Unter welchen Bedingungen findet überhaupt bei Reizung der centralen Enden der durchschnittenen vagi Stillstand der Respirationsbewegungen statt?

2) In welcher Form tritt derselbe auf?

3) Wie verhält es sich mit den Angaben über Beschleunigung und Verlangsamung der Athembewegungen während und nach der genannten Reizung?

4) Welches ist, wenn auch nur im Allgemeinen bestimmbar, die *Gröfse* der Zusammenziehung der Muskeln, die hierbei in Betracht kommen?

5) Welches sind daher die reflectorischen Beziehungen des nervus vagus zu den motorischen Nerven der Athemmuskeln?

Zur definitiven Lösung dieser Fragen scheinen mir die bisherigen Methoden nicht sicher genug; denn es ist klar, dafs sowohl die blofse Beobachtung der Bewegungen des Thorax, als auch die der Wagner'schen Nadel oder des acuten Leberrandes, uns nur eine sehr unvollkommene Anschauung über die Respirationsbewegungen gewähren; insbesondere wenn es sich um genauere Beobachtung der Zahl der Respirationsbewegungen in einer gegebenen Zeit und um die Intensität derselben handelt.

Vollkommener scheinen dagegen die beiden folgenden Versuchsarten zu sein.

A. Man bedient sich eines mit der Luftröhre in Verbindung stehenden Manometers, dessen Schwankungen auf dem Cylinder des Kymographions von Ludwig verzeichnet werden. Wenn man nun auch auf der Stelle einsieht, dafs über einen Theil unserer Fragen diese Versuchsweise keinen besseren Aufschlufs gibt, als die früher geübten, so habe ich dennoch nicht unterlassen, sie einigemal anzuwenden, weil sie zur Beantwortung einiger der vorgelegten Punkte schneller und reinlicher zum Ziele führt.

Die Einrichtung des Versuchs war folgende :

Nachdem bei einem Kaninchen die nervi vagi am Halse aufgesucht und mit Ligaturen unterlegt waren, wurde nach eingeleiteter Tracheotomie eine, an einer längeren Kaoutschukröhre befestigte Kanüle in die Luftröhre eingebunden, während ein Seitenarm der Röhre mit dem Manometer des Kymographions in Verbindung stand. Das freie Ende der Röhre war mit einem Hahn versehen, welcher den Zweck hatte, je nach seiner mehr oder minder vollkommenen Schliefsung, den Druck im Manometer behufs einer deutlicheren Darstellung der Athmungscurven passend abzuändern.

Als nun die nervi vagi unterbunden (um die Nerven mittelst der Ligaturfäden zu jeder Zeit zur Reizung bequem haben zu können) und durchschnitten waren, wurde zuerst der nunmehrige Modus der Athembewegungen verzeichnet und dann die Reizung begonnen. Ich führte diese mit dem Inductionsapparate von du Bois aus und war die Leitung desselben einem besonderen Gehülfen übergeben, während ich die übrigen Vorrichtungen überwachte. Die Thiere wurden ätherisirt, theils um es mit rein reflectorischen Bewegungen zu thun zu haben, theils um gleichmäfsigere Athembewegungen zu erzielen.

Von dieser Methode ist nun ohne Weiteres klar, dafs sie uns nur über die *Abwechslungen* der In- und Exspirationsbewegungen in Bezug auf die *Zeit* belehrt; denn sobald die Respirationsbewegungen zum Stillstande gekommen sind, füllt die atmosphärische Luft den ganzen Raum der Manometervorrichtung und der Luftröhre bis zu den Lungenzellen hin gleichmäfsig aus, die Queksilbersäule des Manometers unterliegt daher bei Stillstand der Athembewegungen, sowohl in In- als auch in Exspiration, keinem einseitigen Drucke mehr, und daher verzeichnet der Schwimmer des Kymographions eine von der Form des Stillstandes der Respirationsbewegungen *unabhängige* horizontale Linie, sodafs auf diese Weise überhaupt nur ein *Stillstand* der Athembewegungen, nicht aber die *Form* und *Intensität* derselben erkannt zu werden vermag.

Gehen wir nun zur Betrachtung der bei Versuchen mit Kaninchen gewonnenen Curven über, so ergeben diese folgendes :

Ein stärkerer Reiz, auf das centrale Ende des durchschnittenen nervus vagus ausgeübt, sistirt die Athembewegungen, und wird dieses gemäfs der obigen Auseinandersetzungen durch eine *Gerade* bezeichnet. Jedoch ist dieser Stillstand während der *ganzen* Zeit der Reizung nicht immer ein absoluter, indem hier und da Respirationsbewegungen, wenn auch von geringerer Intensität, bemerkbar werden, ohne dafs dabei ein bestimmtes Gesetz auftritt.

Hat der Reiz aufgehört, so finden wir meist Beschleunigung der Athembewegungen, wenngleich nicht verkannt werden kann, dafs diefs in anderen Fällen nicht besonders ausgesprochen ist, sondern es den Anschein hat, als ob in Folge einer Nachwirkung des Reizes die Athembewegung für einige Augenblicke langsamer würde.

Zu diesen Aussprüchen führt die Betrachtung folgender Curven:

Die Curve 1), welche dem Kaninchen nach Durchschneidung beider nervi vagi und Reizung eines derselben entnommen ist, zeigt nach Beginn der Reizung (bei a) einen sehr lange dauernden vollkommenen Stillstand, der nur bei b durch eine sehr kleine Exspiration unterbrochen ist.

Die Curve 2) unter denselben Verhältnissen genommen, ist bemerkenswerth wegen der während der Reizung (welche bei a beginnt und bei b aufhört) mehrmals stattfindenden Respirationsbewegungen bei α, α, α.

Ist der Reiz schwächer, so tritt Verlangsamung ein, wie die Ausmessung der Curve 3) beweist, bisweilen verbunden mit geringer Intensität der Athembewegungen. a und b deuten Anfang und Ende der Reizung an. Uebrigens kommen, je nach verschiedener Gröfse des Reizes und dem Zustand des Thieres, hier mannigfache Einzelheiten vor, deren

Studium ich leider bisher nicht genauer habe verfolgen können.

B. Die zweite Methode besteht in der *Beobachtung der Veränderungen des Blutdruckes durch die Athembewegungen.* Bekanntlich wächst während einer jeden Exspiration der Blutdruck über seinen mittleren Werth hinaus, während er bei jeder Inspiration unter denselben herabsinkt. Es können daher die an den, die Veränderungen des Blutdrucks darstellenden Curven vorkommenden, von den Athembewegungen abhängigen Schwankungen den Modus jener selbst erkennen lassen. Zugleich hat diese Methode Manches vor der vorigen voraus. Einmal nämlich gestattet sie eine sichere Einsicht in die *Form* des Stillstandes der Respirationsbewegungen. Geschieht dieser in der Exspiration, so wird während der ganzen Zeit seines Bestehens der mittlere Blutdruck erhöht erscheinen, findet er in Inspiration statt, so wird das Gegentheil beobachtet werden müssen. Sodann wird sich dabei ergeben, von welcher *Intensität* die In- oder Exspirationen sein werden, in welchen die Athembewegung sistirt; ob also gröfser oder kleiner, wie bei normalem Athmen. Endlich wird sich auch auf das Genaueste prüfen lassen, ob durch Reizung des centralen Endes des *einen* nervus vagus, bei unverletztem anderen, mittelst des letzteren auf die Herzbewegung reflectorisch gewirkt werden kann. Eine sichere Entscheidung dieser Fragen mufs schon um des Zwiespaltes der Meinungen willen geschehen, noch vielmehr aber, wenn es sich, wie hier, um eine theoretische Auffassung der Stellung des nervus vagus zu den motorischen Athemnerven handelt. — Die Versuche selbst wurden auf folgende Weise ausgeführt :

Das Manometer des Kymographions wurde mit einem gröfseren Blutgefäfse, meistens der arteria cruralis, in Verbindung gebracht und hierauf die Curven des Blutdrucks unter den verschiedenen Umständen, welche ich für meine Frage zu untersuchen für nothwendig hielt, graphirt.

Die Communication der carotis mit dem Manometer, welche ebenfalls einigemale in Anwendung gezogen wurde, ist nicht rathsam, weil man auf diese Weise in der reinlichen Ausführung des Reizversuchs behindert ist, indem die in die Luftröhre, bei der Tracheotomie eingeführte Kanüle, sowie der im Blutgefäfse sitzende tubulus den Raum allzusehr beschränken. — Zur leichteren Darstellung der Einflüsse der von uns vorgenommenen Reizung war es nothwendig, die Athembewegungen auch hier nach Durchschneidung *beider* nervi vagi aufzunehmen und um es nur mit reflectorischen Thätigkeiten zu thun zu haben, mufste wenigstens der Vorsicht halber ätherisirt werden.

Zur ersten Versuchsreihe benutzte ich hier den Hund. Ihn wählte ich defshalb, weil die Einführung einer Kanüle in ein Blutgefäfs hier leichter geschehen kann und weil die meisten meiner Vorgänger sich nur der Kaninchen bedient hatten.

Wenn ich nun die zahlreichen Curven, die ich auf diese Weise gewonnen habe, überblicke, so kommt bei der ersten Betrachtung derselben darin scheinbar so viel Gesetzloses, ja selbst sich Widersprechendes vor, dafs sich nur durch ganz besondere Aufmerksamkeit der wahre Sachverhalt entziffern läfst. Ich glaube denselben durch die Aufstellung folgender Sätze ausdrücken zu können.

1) Bei einer *sehr* schwachen Reizung, wie sie von Inductionsapparaten am Besten durch Nebenschliefsung und weitere Entfernung der aufeinander wirkenden Rollen, sowie durch Weglassung der verstärkenden Eisenbündel, oder wohl auch durch Anwendung einer schwachen Kochsalzlösung gewonnen wird, findet man eine *Beschleunigung* der Athembewegungen und zwar dergestalt, dafs weder ein besonders tiefes noch krampfhaftes Athmen wahrgenommen wird, höchstens erscheint der mittlere Blutdruck ein wenig verringert. — Die letztere Bemerkung kann immer dazu dienen, sich sicher zu stellen, ob man behufs der Beobachtung einer *Beschleunigung* der Athembewegung einen zu starken Reiz angewandt habe, oder nicht. Sobald nämlich mit dem Eintritt der Reizung die Athembewegungen intensiver werden, kann man nie mit Sicherheit auf eine *Be-*

schleunigung der Athembewegungen von normaler Tiefe rechnen.

Die Curve 4) zeigt uns einen Modus der Art. Sie ist einem Hunde nach Durchschneidung der beiden nervi vagi und sehr schwacher Reizung eines derselben entnommen; bei a beginnt die Reizung und damit die beschleunigte Athembewegung, bei b ist das Ende der Reizung.

2) Bei stärkerer Reizung ist je nach dem Grade derselben der Erfolg sehr verschieden:

a) Hält sich der Reiz innerhalb ziemlich weiter Grenzen auf einer mittleren Höhe. so wird in allen Fällen, während der Dauer der Reizung und selbst noch eine gewisse Zeit nach derselben, ein *auffallendes Sinken des mittleren Blutdrucks* bemerkt, welches also sagen will, dafs eine ungewöhnliche Zusammenziehung der Respirationsmuskeln stattfinde. Diese ist jedoch keine continuirliche, indem beschleunigtere Athembewegungen in verschiedener Weise beobachtet werden: bestehend entweder in besonders starken und rasch aufeinander folgenden Exspirationen, oder in einer regelmäfsigeren Abwechslung zwischen In- und Exspiration, jedoch immer, ich wiederhole es ausdrücklich, zwischen absolut niedrigeren Ordinaten, als bei normalem Athmen. Nach Entfernung des Reizes dauert das Sinken des mittleren Blutdrucks, wie es scheint [5]), noch eine Zeit lang fort, bis er sich mit dem Eintreten ruhigeren Athmens allmählig wieder erhebt. Einen vollständigen Stillstand der Athembewegungen habe ich bei dieser Art von Reizen niemals mit vollkommener Sicherheit bemerkt. Doch mag derselbe, wie die theoretischen Auseinandersetzungen ergeben werden, vorkommen. Ebenso ist es nicht unmöglich, dafs auch unter gewissen Verhältnissen der geschilderte Typus der Abwechslungen ein anderer wird.

Die Curve 5) ist unter denselben Bedingungen wie Curve 4), nur mit dem Unterschiede einer stärkern Reizung, genommen. Sie zeigt uns auf der Strecke a b den zeitlichen Verlauf und die Tiefe der Athemzüge nach Durchschneidung beider nervi vagi. Bei b beginnt die Reizung, bei c endigt sie. Auf der Strecke b c ist das auffallende Sinken des mittleren Blutdrucks bemerkbar und aufserdem die während dieser Zeit ungewöhnlichen Exspirationen bei α, β, γ.

Die Curve 6) ist der vorigen analog; nur zeigt sie zugleich noch das allmählige Erheben des mittleren Blutdruckes nach Aufhören des Reizes und die Rückkehr zum normalen Gang der Athembewegungen.

---

5) Ich sage, wie es scheint, weil jeder durch den Zustand der Brusthöhle veränderte Blutdruck zu seiner Uebertragung auf das Kymographion Zeit bedarf und daher nicht *genau* anzugeben ist, wo der Effect der Reizung des nervus vagus und sein Aufhören am Kymographion bemerklich werden.

b) Erreicht die Reizung eine aufsergewöhnliche Stärke, so tritt, wenigstens nach einer Seite hin, das gerade Gegentheil von den eben beschriebenen Erscheinungen ein. Man beobachtet nämlich eine *auffallende Erhöhung des mittleren Blutdrucks*, die also einer extraordinären Zusammenziehung der Exspirationsmuskeln entspricht, jedoch in der Art, dafs sie sich nicht auf einer constanten Höhe erhält, sondern mit verschiedenartigen Inspirationen abwechselt. Ueber das Tempo dieser Abwechslungen kann man nichts Allgemeines aussagen, indem es bald schneller bald langsamer vor sich geht. Bisweilen sind diese Abwechslungen sehr klein oder verschwinden auch wohl vollständig, sodafs man dann einen Stillstand der Athembewegungen vor sich hat. Aber auch er beharrt nicht in derselben Höhe, indem gar bald der mittlere Blutdruck, selbst bei fortgesetzter Reizung, allmählig sinkt und damit ein allmähliges Zurückkehren der krampfhaft zusammengezogenen Exspirationsmuskeln zu ihrer normalen Länge zu erkennen gibt. Als Beleg hierzu diene die Curve 7). Die Strecke a b gibt eine Vorstellung von der Dauer und Gröfse der *normalen* Athembewegung nach Durchschneidung der beiden nervi vagi, die b c den veränderten Bestand in den Athemmuskeln während der Reizung, die c d derselben nach Entfernung des Reizes. Interessant ist die Curve 8, indem sie uns zeigt, dafs es eine Gröfse *stärkerer* Reizung gibt, bei welcher weder ein bedeutendes Sinken, noch Erheben des mittleren Blutdrucks in Folge der geänderten Athembewegungen stattfindet, eine Thatsache, die man nach den sub a und b gemachten Mittheilungen erwarten durfte.

Es könnte bei diesen Versuchen auffallend erscheinen, dafs ich niemals eines Experimentes Erwähnung thue, welches nach Durchschneidung eines nervus vagus und bei uuverletztem Zustande des anderen ausgeführt wurde. Im Anfang meiner Versuche habe ich dieses allerdings unternommen, kam aber gar bald wieder davon ab, weil mir die Athembewegungen nach Durchschneidung nur *eines* nervus vagus nicht die gewünschte Beständigkeit zeigten. Genauere Messungen über die Veränderungen des Blutdruckes nach Vagusreizung anzustellen hielt ich nicht für nöthig, weil sich augenblicklich daraus nichts scheint ableiten zu lassen.

Von besonderem Interesse ist hier noch die Bemerkung, dafs der eine nervus vagus in keiner reflectorischen Beziehung zum anderen steht, wie sich aus der unveränderten Herzbewegung nach Versuchen ergab, in denen ein nervus vagus nicht durchschnitten wurde, und ebenso die, dafs auf die nicht in das Bereich des Athmens gehörigen Muskeln vom nervus vagus aus nicht reflectorisch gewirkt werden kann, wenigstens so lange nicht, als man nicht zu ganz enormen electrischen Reizen greifen wird. In diesem

Fälle sind aber alsdann die etwa an anderen Muskeln zu beobachtenden Bewegungen mit besonderer Vorsicht zu betrachten, da leicht unipolare Wirkungen sich einmischen können. Wenn ich so eben das besondere Verhältnifs hervorhob, nach welchem ein nervus vagus zum anderen in keiner reflectorischen Beziehung stehend behauptet wurde, so mufs ich hierzu bemerken, dafs dies nur bezüglich der Stellung des nervus vagus zum Herzen gilt; denn nach der von Budge gemachten (S. 9 mitgetheilten) Erfahrung kann allerdings von einem vagus auf die motorischen Fasern der rami laryngei des anderen reflectorisch gewirkt werden.

Nach Mittheilung dieser Erfahrungen könnte jetzt nun aber noch der besondere Nachweis verlangt werden, dafs die während der Reizung stattfindende Aenderung des mittleren Blutdruckes, sei es Erhöhung oder Erniedrigung, wirklich ihre Entstehung einem durch die Athemmuskeln herbeigeführten Zustande der Brusthöhle verdanke.

Wir verschieben die Beantwortung dieser Frage an das Ende der jetzt folgenden zweiten Versuchsreihe, die an Kaninchen unternommen wurde.

Bei Kaninchen habe ich eine ähnliche Versuchsreihe angestellt, um über die *Form* des Stillstandes der Athembewegungen, welcher bei diesem Thiere so überaus leicht eintritt, ins Klare zu kommen. Die mit dem Manometer verbundene Kanüle wurde in die aorta abdominalis eingesetzt, wobei ein kleiner Schnitt durch die linea alba geführt und nach Einbinden der Kanüle die Bauchwunde durch die blutige Nath geschlossen wurde. Es ergab sich, dafs bei einigermafsen stärkerer Reizung eine tiefe und langsam von Statten gehende Inspiration geschah, aber in der gröfsten Tiefe derselben kein Beharrungszustand eintrat, sondern dafs selbst nach längerer Einwirkung des Reizes der mittlere Blutdruck wieder zunahm, was also bedeutet, dafs die zusammengezogenen Inspirationsmuskeln nicht in ihrer gröfsten Verkürzung verblieben.

Dies ist in Uebereinstimmung mit den von Eduard Weber entdeckten allgemeinen Gesetzen über die Muskelcontraction. Aus dieser Bemerkung ersieht man auch den Grund zu dem Ausspruche Eckhard's, dafs der Stillstand der Athembewegungen beim Kaninchen in der Exspiration oder doch wenigstens in einer derselben nahen Form geschehe, indem eben, nachdem die Inspiration ihre gröfste Tiefe erreicht hat, in Folge der wieder beginnenden Verlängerung des Muskels gewissermafsen eine Ausathmung beginnt. Diese ist freilich keine durch active Muskelwirkung hervorgebrachte; aber beim normalen, nicht tiefen und nicht krampfhaften Athmen geschieht ja auch die Ausathmung vorzugsweise, wenn nicht allein durch die elastischen Kräfte des Thorax. Hiernach ist ferner auch nicht die Möglichkeit zu läugnen, dafs **Eckhard** in einigen seiner Versuche sich sehr starker Reize bedient habe und dafs ein krampfhafter Stillstand in Exspiration auftrat, wie ich in der That dies auch einmal beobachtet habe.

Die Curve 9) zeigt auf der Strecke bc die Aenderungen des Blutdrucks in Folge der tiefen Inspiration und läfst die Eigenschaften erkennen, deren ich so eben erwähnt habe. Einmal glaube ich jedoch, wie schon angedeutet, bestimmt beobachtet zu haben, dafs bei einer ganz aufsergewöhnlichen Stärke des Reizes der Stillstand der Athembewegungen in Exspiration geschah.

Den vorigen Versuchen schliefsen sich endlich noch einige am Frosche angestellte an. Da bei diesem die Athembewegungen noch viel unregelmäfsiger als bei manchen Säugethieren von Statten gehen, so konnte es nicht meine Absicht sein, die etwa in ihrem Rhythmus bei Vagusreizung veränderlichen Athembewegungen zu studiren, sondern nur zu untersuchen, ob ein Stillstand derselben auf diese Weise zu erzielen sei. Die Aufsuchung des vagus geschah im Winkel zwischen vorderer Extremität und der hinteren Ecke des Unterkiefers. Der Nerv ist zwar leicht zu erreichen, aber es erfordert, wegen einiger daselbst sich vorfindender Gefäfse, eine gewisse Vorsicht. Den centralen Nervenstumpf bindet man zur bequemeren Handhabung an einen dünnen Faden. Der Versuch ergab nun, dafs bei einer einigermafsen kräftigen Reizung die Athembewegungen sistirten und zwar in der Abtheilung, welche sich durch Eingezogensein der Kehle zu erkennen gibt.

Am Ende der Versuchsreihe vom Hunde hatte ich versprochen, noch besonders den Nachweis zu liefern, dafs die beobachtete Erhöhung oder Erniedrigung des mittleren Blutdrucks bei Vagusreizung den Einflüssen der Athembewegungen zuzuschreiben sei. Man kann denselben defshalb verlangen, weil die Annahme zu machen erlaubt ist, dafs in den genannten Experimenten durch Reizung gewisser Gefäfsnerven jene Aenderungen in dem Blutdrucke zu Stande kämen. Mit dieser Annahme aber stimmt zunächst nicht, dafs, je nach dem verschiedenen *Grade* des Reizes, der mittlere Blutdruck *bald sinkt*, *bald steigt*. Der Effect, welchen gereizte Gefäfsnerven haben könnten, müfste unabhängig von der Stärke des sie liefernden Reizes sein, sich in der Aenderung des mittleren Blutdruckes nur nach *einer* Richtung hin offenbaren und unter Annahme der einfachsten Verhältnisse wohl in einer *Erhöhung* des mittleren Blutdruckes bestehen müssen. Hierzu kommt, dafs mit den an dem Kymographion gemachten Beobachtungen die gröberen der äufseren Veränderungen des Brustkastens wenigstens im Allgemeinen stimmen. So habe ich mich z. B. auf das Entschiedenste überzeugt, dafs in Fällen, wo der mittlere Blutdruck nach intensiver Vagusreizung sehr hoch stieg, die Bauchmuskeln im höchsten Grade zusammengezogen waren. Ausgeschlossen aber wird endlich jene Annahme durch folgendes Experiment, welches ich beim Kaninchen anstellte, an dem es leichter als bei dem Hunde auszuführen ist.

Nachdem das Manometer mit der aorta abdominalis in Verbindung gebracht und die nervi vagi zu einem Reizversuche vorbereitet worden waren, wurde dem Thiere die medulla oblongata abgestochen. Bekanntlich erlöschen damit die Athembewegungen, nicht aber eben so schnell die Bewegungen des Herzens. Während nun auf dem Kymographion noch ein gewisser Blutdruck beobachtet wurde, reizte ich die nervi vagi. Der Versuch zeigte, dafs auf diese Weise keine Aenderung des Blutdrucks eintrat.

§. 3.

Theoretische Betrachtungen.

Bei diesen müssen wir vor allen Dingen die bisherigen, freilich gröfstentheils noch unvollkommen gekannten Erfahrungen über die reflectorischen Thätigkeiten im Allgemeinen festhalten. Ehe wir jedoch unter Leitung dieser unsere Thatsachen untereinander verknüpfen, ist es nöthig, vorerst noch einen Verdacht, welcher allen in §. 2 beschriebenen Versuchen anklebt, zu entfernen. Es ist dies nämlich die Möglichkeit, dafs ein Theil der Wirkungen, welche der Reizung der centralen Vagusenden folgen, nicht durch Vermittelung der die Athembewegungen beherrschenden Centralstellen zu Stande komme, sondern das Resultat von solchen Erscheinungen sei, die seit du Bois unter dem Namen der secundären Zuckungen vom Nerven aus bekannt sind. Zur Prüfung ob solche Wirkungen unsere Erfahrungen trüben möchten, kann allein schon der zu Ende des §. 2 am Kaninchen angestellte Versuch dienen. Ich habe denselben jedoch, der gröfseren Sicherheit halber, noch einmal mit der oben (Seite 13) beschriebenen Manometeranordnung versucht, wobei der die Luftröhre des Thieres mit der Luft in Verbindung setzende Hahn vollkommen geschlossen wurde, um auch die geringste Aenderung durch Muskelwirkung in der Spannung des nun vollständig abgeschlossenen Luftvolums zu entdecken. Ich bediente mich dabei so starker electrischer Kräfte, wie sie überhaupt in meinen Versuchen vorkommen konnten, das Manometer aber sagte, dafs keine secundäre Erregung irgend welcher Athemnerven stattfinde. Wir sind also sicher, dafs die von uns beobachteten Erscheinungen bei Reizung der centralen Vagusenden *ächt reflectorischer Art sind.*

Wenn wir nun unseren Gegenstand näher betrachten, so stofsen wir sogleich hier auf eine Abweichung von den gewöhnlichen reflectorischen Erscheinungen. Während es nämlich sich bei diesen einfach um die Auffindung derjenigen Nerven handelt, die in näherer oder entfernterer reflectorischer Beziehung zu einem bestimmten Centralorgane stehen, d. h. darum, wie auf Reizung eines bestimmten Nerven diese oder jene Bewegung leichter oder schwieriger eintritt, oder wie durch das betreffende Centralorgan gewisse Nerven enger oder nachlässiger mit einander verknüpft sind; kommt hier noch das Moment der zeitlichen Abwechslung in Betracht. Wegen dieser doppelten Beziehung, in welcher die medulla oblongata gegenüber dem nervus vagus als reflectorisches Centrum in Frage kommt, wird aber die Erforschung der durch den nervus vagus einleitbaren Bewegungserscheinungen besonders schwer. Halten wir uns nun an die Erfahrungen, welche im Allgemeinen über die Reflexerscheinungen bekannt sind, und erinnern wir uns insbesondere daran, dafs der Erfolg gewisser Reizungen wesentlich durch die jeweiligen Zustände des Centralorgans der in Betracht kommenden Nerven und Muskeln, sowie durch die Gröfse des Reizes bedingt wird und mit der Aenderung eines dieser Factoren sich gleichfalls ändert, so werden wir in unserem Gebiete nichts Anderes erwarten dürfen. Ja wir haben für diese Erwartungen hier noch den besondern Vortheil, dafs wir es mit einem Centraltheile zu thun haben, von welchem, wie von keinem andern, erwiesen ist, wie sehr seine Functionen durch seine besonderen molekülären Zustände bedingt sind, wohin bekanntlich namentlich die mannigfachen Abänderungen der Athembewegungen zählen, die je nach der Beschaffenheit des dasselbe umspülenden Blutes hervorgerufen werden. Nach dieser Bemerkung kann es uns auch nicht mehr im Entferntesten befremden, *dafs nach Reizung der centralen Vagusenden die Athembewegungen in der mannigfaltigsten Weise geändert werden können, sowohl was die zeitliche Folge ihrer beiden Abtheilungen, als auch die Zahl und die Gröfse der Kraft der Muskeln anlangt, die überhaupt in reflectorische Bewegung vom vagus aus versetzt werden können.*

Zum Schlusse will ich die Resultate meiner Arbeit kurz zusammenfassen und lassen sich dieselben, mit Berücksichtigung des schon gelegentlich Vorgebrachten, ungefähr in folgenden Sätzen ausdrücken.

1) Der nervus vagus steht in einer ganz besonderen reflectorischen Beziehung zu den Nerven der Athemmuskeln; auf die Muskeln der Extremitäten dürfte von ihm aus im gesunden Zustand gar nicht oder nur mit Aufbietung äufserst starker Reizmittel gewirkt werden können.

2) Von einem nervus vagus kann auf die rami cardiaci des anderen gleichfalls nicht reflectorisch gewirkt werden.

3) Die vom nervus vagus in der Sphäre des Athmens einleitbaren reflectorischen Bewegungen tragen den Character aller reflectorischen Bewegungen an sich : d. h. da sie in ihrer Erscheinungsweise in hohem Grade von wesentlich drei verschiedenen Umständen abhängen, so ändern sie sich fühlbar nach der Variation dieser ab.

4) Je nach den verschiedenen Graden des Reizes lassen sich sehr verschiedene Aenderungen in den Athembewegungen erzeugen, von denen zwar gewisse allgemeinere Züge constant sind, die aber im Einzelnen und bei verschiedenen Thieren viel Abweichendes bieten können, welches letztere aber zum grofsen Theil abhängt von den Aenderungen der Thätigkeit des Centralorgans durch die während des Experiments selbst eingeführten Aenderungen in der Blutmischung zufolge der Athembewegungen, oder auch durch andere Verhältnisse. — Jene allgemeinen Züge aber sind in den obigen Versuchen schon angedeutet und glaube ich mich einer nochmaligen Aufzählung derselben überheben zu dürfen.

Hiermit ist nun der Gegenstand lange noch nicht erschöpft und erlaube ich mir für fernere Arbeiten diejenigen Seiten hervorzuheben, nach welchen die Untersuchungen noch ausgedehnt werden könnten.

1) Es ist festzustellen, durch die Erregung welcher motorischen Nerven in dem Gebiete des Athmungsapparates die bedeutenden Aenderungen im Zu-

stande der Brusthöhle hervorgerufen werden, die wir an den grofsen Schwankungen des mittleren Blutdrucks erkennen. Es wird sich dies wahrscheinlich durch methodisch ausgeführte Nervendurchschneidungen finden lassen.

2) Es ist der Einflufs der Centraltheile auf diese reflectorischen Bewegungen genauer auszumitteln; wie sich namentlich ihre Thätigkeit bei verschiedenen Stoffen im Blut ändert und die Anwesenheit oder Abwesenheit gewisser Stellen die Erscheinungen modificirt.

Anmerkung. Während des Druckes der Abhandlung habe ich mich in Gegenwart der Herren Professoren Leuckart und Eckhard, sowie des Herrn Cand. med. Kirchhoffer, bei Fortsetzung der Versuche an Kaninchen auf das Unzweideutigste überzeugt, dafs bei sehr starken Reizen ein Stillstand der Athembewegungen in Exspiration nicht selten vorkommt.

Druck von Wilhelm Keller in Giefsen.

Fig. 1

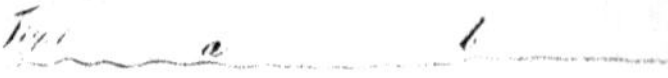

Fig. 2

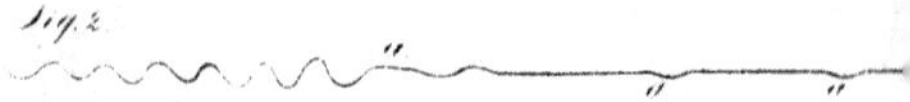

Fig. 3

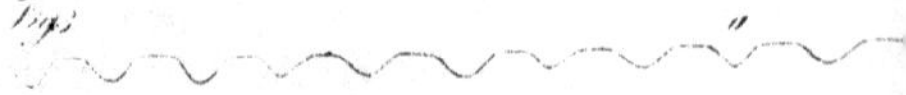

Fig. 4

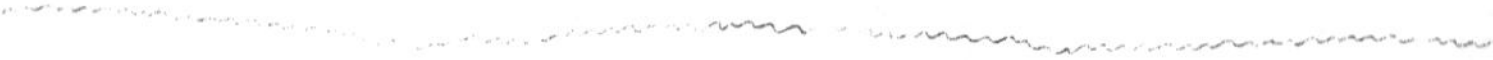

Fig. 5

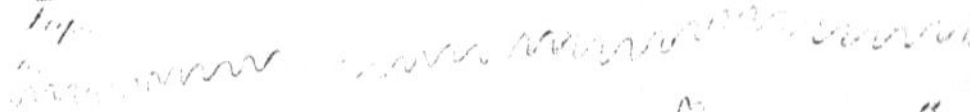

Fig. 6

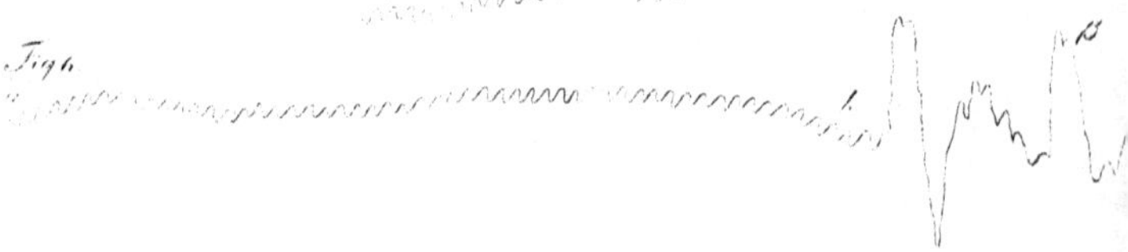

Fig. 7

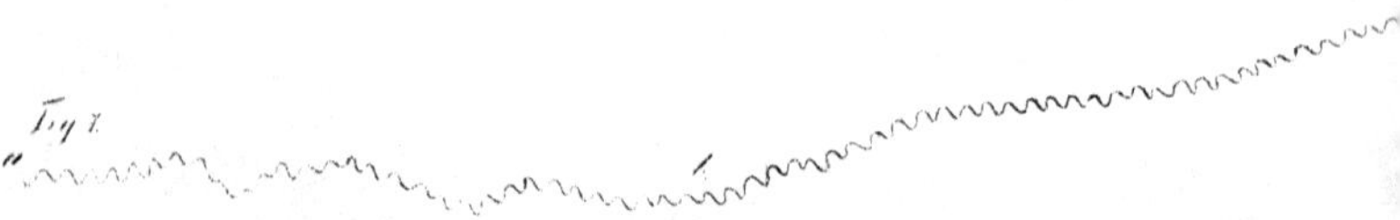

Fig. 8

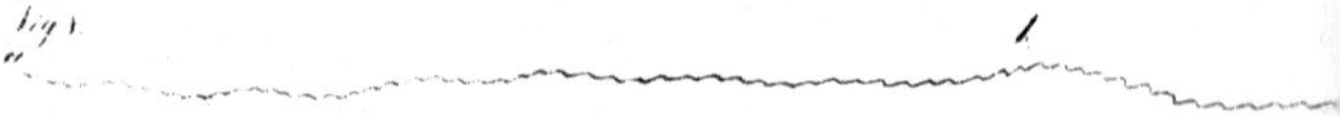

Fig. 9

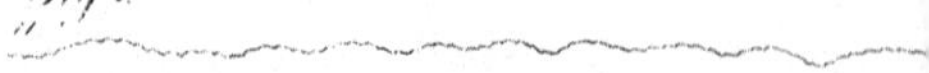

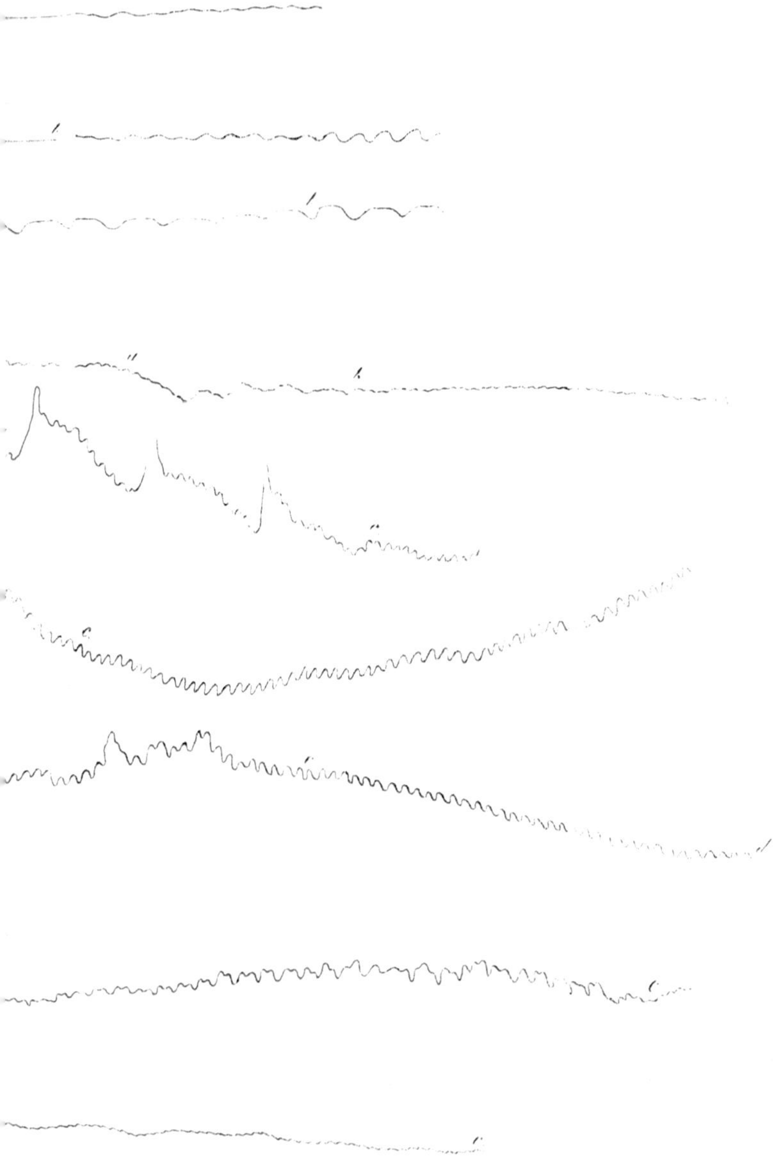

FSC
www.fsc.org
MIX
Papier | Fördert
gute Waldnutzung
FSC® C083411

Zeitfracht Medien GmbH
Ferdinand-Jühlke-Straße 7
99095 Erfurt, Deutschland
produktsicherheit@kolibri360.de